BEI GRIN MACHT SICH IHR WISSEN BEZAHLT

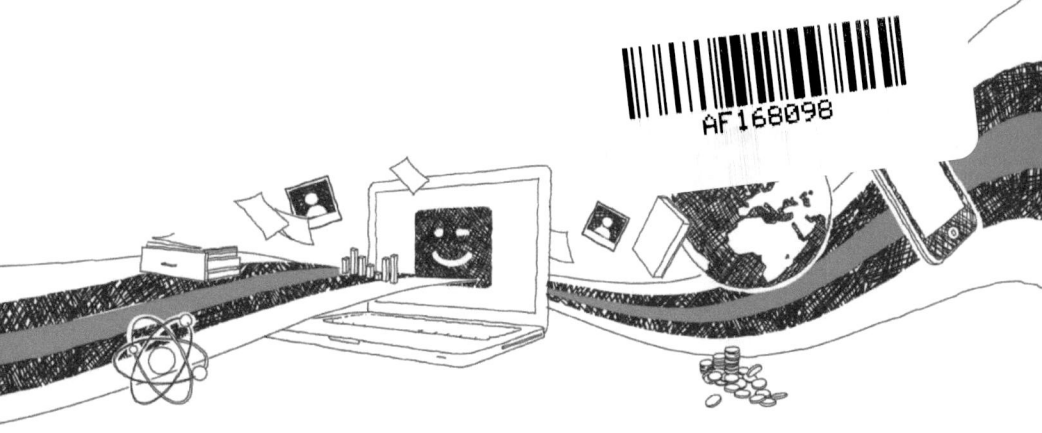

- Wir veröffentlichen Ihre Hausarbeit, Bachelor- und Masterarbeit

- Ihr eigenes eBook und Buch - weltweit in allen wichtigen Shops

- Verdienen Sie an jedem Verkauf

Jetzt bei www.GRIN.com hochladen und kostenlos publizieren

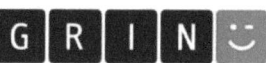

Bewegungsmangel als Folge der Büroarbeit

Stefanie Kunath

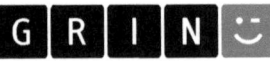

Bibliografische Information der Deutschen Nationalbibliothek:

Die Deutsche Nationalbibliothek verzeichnet diese Publikation in der Deutschen Nationalbibliografie; detaillierte bibliografische Daten sind im Internet über http://dnb.d-nb.de abrufbar.

ISBN: 9783346642493
Dieses Buch ist auch als E-Book erhältlich.

Druck und Bindung: Books on Demand GmbH, Norderstedt Germany
Gedruckt auf säurefreiem Papier aus verantwortungsvollen Quellen

Das vorliegende Werk wurde sorgfältig erarbeitet. Dennoch übernehmen Autoren und Verlag für die Richtigkeit von Angaben, Hinweisen, Links und Ratschlägen sowie eventuelle Druckfehler keine Haftung.

Das Buch bei GRIN: https://www.grin.com/document/1195834

Hausarbeit

Hausarbeit Alternative B

Abgegeben am 22.03.2022

SRH Fernhochschule

Modul: Angewandte Prävention II (Bewegung)

Studiengang: Bachelor Psychologie

Von **Stefanie Kunath**

Studiengang: Bachelor Psychologie

Inhaltsverzeichnis

Abkürzungsverzeichnis

Global Physical Activity Questionnaire = GPAQ

Betriebliches Gesundheitsmanagement = BGM

Abbildungsverzeichnis

1 Einleitung

1.1 Problemstellung

Für die Bewerbung auf eine Stelle als BGM-Expertin für einen Betrieb in der IT-Branche, welcher drei Standorte umfasst bekommt die Autorin eine Einladung zum Vorstellen. Dafür soll sie einen Case Study vorbereiten. Hierfür soll sie in die drei Standorte gehen und dort einen Vortrag über die Folgen der Büroarbeit für die Gesundheit halten. Der Vortrag soll die Angestellten darüber informieren, wie sie selbst Folgen des Bewegungsmangels bei sich feststellen können und was sie und der Betrieb konkret machen können, um die Gesundheitsrisiken, welche mit Bewegungsmangel einhergehen zu minimieren.

1.2 Ziele

Die Ziele dieser Arbeit sind die Definition von Gesundheitsrisiken, welche auf Grund von Bewegungsmangel entstehen und Lösungsansätze zu finden, welche diese verhindern oder mindestens minimieren.

1.3 Aufbau der Arbeit

Die vorliegende Hausarbeit gliedert sich in zwei Themenbereiche. Im Folgenden werden Begriffe und Phänomene, wie die Gesundheit bei der Arbeit, Bewegungsmangel, Bewegungsmangel im Büro und die möglichen Folgen daraus, wie Herz-Kreislauf-Krankheiten, Übergewicht und Adipositas, Muskel-Skelett-Erkrankungen, Mortalität und Auswirkungen auf die Psyche beschrieben. Diese werden jeweils definiert und mit einem Beispiel verdeutlicht. Anschließend wird dargelegt, wie der Bewegungsmangel anhand des Global Physical Activity Questionaire und dem Akzelerometer/Beschleunigungssensor festgestellt werden kann. Im dritten Kapitel wird anhand eines praktischen Beispiels Möglichkeiten zur Risikoreduzierung aufgezeigt. Abgeschlossen wird die Arbeit mit einem Fazit und Ausblick.

2 Bewegungsmangel durch reine Büroarbeit und dessen Folgen

Büroarbeit bedeutet in den meisten Fällen, dass die dort arbeitenden Menschen den Großteil des Arbeitstages vor einem PC an einem Schreibtisch sitzen. Sie bewegen sich nicht oder kaum und sitzen meistens in unbequemer und gesundheitlich bedenklicher Position an ihrem Schreibtisch. Dies führt häufig zu Rückenschmerzen oder ähnlichem.[1] Um dem Problem der Aufgabenstellung auf den Grund zu gehen, wird zunächst das Phänomen des Bewegungsmangels definiert.

2.1 Gesundheit bei der Arbeit

Die Gesundheit der Mitarbeiter liegt dem Leiter eines Betriebs aus mehreren Gründen am Herzen. Zum einen ist er dazu verpflichtet für Gesundheit und Sicherheit der Menschen, die für ihn arbeiten zu sorgen. Zum anderen bedeutet es für den Arbeitgeber stets einen Verlust, wenn seine Arbeitnehmer aufgrund von Krankheiten oder Verletzungen ausfallen. Es ist somit auch ein Kostenfaktor für den Arbeitgeber. Es ist also im Interesse des Unternehmens Arbeitsunfälle und Gesundheitsgefahren am Arbeitsplatz zu verhindern. Der Unternehmensleiter hat die Pflicht dafür Sorge zu tragen, dass es in seinem Unternehmen Personen gibt, welche Erste Hilfe beherrschen. In Unternehmen ab 20 Mitarbeitern oder bei gefährlichen Tätigkeiten bereits bei weniger Mitarbeiter ist es verpflichtend bzw. angeraten einen Sicherheitsbeauftragten in der Firma zu haben. Außerdem muss dafür gesorgt sein, dass die Mitarbeiter arbeitsmedizinisch versorgt sind und Zugang zu Vorsorgeuntersuchungen haben. Hierfür eignet sich ein Arbeitsmediziner. Zusätzlich muss das Unternehmen zwei zuständige Mitarbeiter für Arbeitssicherheit anstellen. Diese geben Hinweise an ihre Kollegen, wenn deren Verhalten ihre Sicherheit oder der anderer gefährdet. Auch wenn das Verhalten eines Mitarbeiters gesundheitsgefährdend ist, ist es die Aufgabe der Arbeitssicherheit sie darauf hinzuweisen. Ein Beispiel hierfür wäre, wenn die verantwortliche

---

[1] *Vgl. Dühmke, R.:2020*

Arbeitssicherheitsperson in einem Kindergarten die andere Erzieherin darauf hinweist auf Grund der Rückengesundheit nicht auf den Kinderstuhl zu sitzen, sondern auf den Erzieherstuhl oder das Kind nicht zu tragen.[2] Bei Betrieben mit mehr als 20 Mitarbeitern wird ein Arbeitsschutzausschuss eingerichtet. In diesem tauschen sich die Mitglieder über Probleme in der Sicherheit und des Gesundheitsschutzes aus, legen Maßnahmen fest und koordinieren diese.[3]

2.2 Definition Bewegungsmangel

„Unter Bewegungsmangel versteht man ein chronisches Defizit an körperlicher Betätigung bzw. körperlichem Training. Es kann die Vitalität des Körpers reduzieren und pathophysiologische Prozesse auslösen."[4]

2.3 Bewegungsmangel im Büro

In Industrienationen arbeiten immer mehr im Büro, anstatt körperlicher Arbeit nachzugehen. Dies bewirkt, dass die Menschen den Großteil ihres Arbeitsalltags an einem Schreibtisch sitzen und keinerlei Bewegung nachgehen. Im Gegensatz zu Arbeitsstellen, wie bei der Feuerwehr oder dem Dachdecker ist diese Form der Arbeit auf den ersten Blick weder gefährlich noch körperlich anstrengend. Jedoch ist die Arbeit im Büro keinesfalls belastungsfrei.[5]

2.3.1 körperliche Inaktivität

Bei der Büroarbeit verbringen die Menschen ca. acht Stunden am Tag, fünf Tage die Woche für in etwa 45 Jahre sitzend. Die Telefonate mit Kollegen entweder im gleichen Haus oder mit denen in einem anderen Standort, beim Beantworten der E-Mails, bei Meetings im Konferenzraum und beim Mittagessen in der Kantine.

---

[2] *Vgl. Deutsches Grünes Kreuz: 2001*
[3] *Vgl. Deutsche gesetzliche Unfallversicherung: 2020*
[4] *Mehling, P.: 2016*
[5] *Vgl. Frey, H.: 2015*

Sie bewegen sich in dieser Zeit nicht und verharren in ein und derselben Haltung.[6] Oft wird eine Schonhaltung eingenommen, anstatt ergonomisch korrekt zu sitzen[7]. Dies erscheint den Arbeitern zunächst bequem wirkt sich jedoch negativ auf das Muskel-Skelett System und insbesondere auf den Rücken aus.[8]

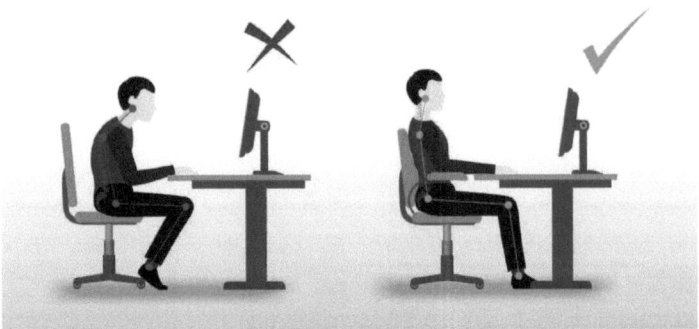

Abbildung 1 ergonomisches Sitzen[9]

Unser Körper ist auf täglich viel Bewegung eingerichtet. Da unsere Vorfahren vor langer Zeit täglich mehrere Kilometer zurücklegen mussten, um an Nahrung zu kommen und sich in Sicherheit zu bringen. Der moderne, im Büro arbeitende Mensch hingegen bewegt sich oft nur ca. 800 bis 1000 Meter am Tag und über den Tag verteilt meistens nur die 20 Meter zwischen seinem Schreibtisch und der Kaffeemaschine oder dem Konferenzraum. Dies unterfordert den Körper und führt zu vielen Folgeerscheinungen und Krankheiten.[10]

2.3.2 Sedentäres Verhalten

Unter sedentärem Verhalten werden Aktivitäten zusammengefasst, bei denen die Person sitzt und einen geringen Energieverbrauch (- 1,5 MET) hat. Damit der Begriff verwendet werden darf müssen stets beide Bedingungen erfüllt werden.

---

[6] *Vgl. Frey, H.: 2015*
[7] *Vgl. Juschkat, K.: 2019*
[8] *Vgl. Frey, H.: 2015*
[9] inegvin – stock.adobe.com
[10] *Vgl. Frey, H.: 2015*

2.3.3 körperliche Inaktivität und sedentäres Verhalten

In früheren Forschungen wurden die körperliche Inaktivität und sedentäres Verhalten gleichgestellt. Mittlerweile gibt es die Erkenntnis, dass es unterschiedliche Kombinationen dieser beiden Verhaltensweisen gibt.[11] Inaktivität ist definiert als „[…] körperliche Aktivität mit mittelhoher Intensität unterhalb der empfohlenen wöchentlichen 150 Minuten."[12] Eine Person kann sedentär und aktiv, sedentär und inaktiv, nicht sedentär und aktiv oder nicht sedentär und inaktiv sein.

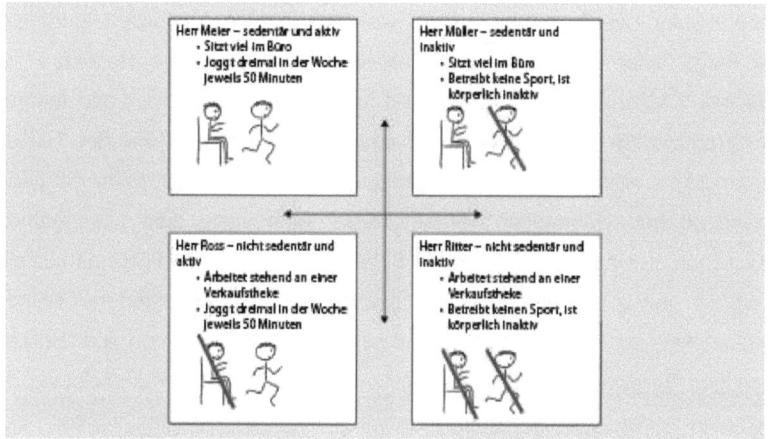

Abbildung 2 mögliche Kombinationen der beiden Verhaltensmuster "körperliche Inaktivität" und "sedentäres Verhalten"[13]

2.4 Folgen und Gesundheitsrisiken aufgrund mangelnder Bewegung

Mangelnde Bewegung kann weitreichende Folgen und Gesundheitsrisiken nach sich ziehen. Beispiele hierfür sind Herz-Kreislauf-Erkrankungen[14], Übergewicht

---

[11] *Vgl. Engeroff, T./Füzéki, E.: 2017, S. 78*
[12] *Engeroff, T./Füzéki, E.: 2017, S. 78*
[13] *Engeroff, T./Füzéki, E.: 2017, S. 78*
[14] *Vgl. Rabast, U.: 2018, S. 51*

und Adipositas[15], Muskel-Skelett-Erkrankungen[16], Mortalität[17] und negative Auswirkungen auf die Psyche.[18]

2.4.1 Herz-Kreislauf-Erkrankungen

„Herz-Kreislauf-Krankheiten sind häufig Folgeerkrankungen einer Verengung der Arterien [...].“[19] Sie treten unter anderem in Folge von Bewegungsmangel auf.[20] Zu den häufigsten Herz-Kreislauf-Erkrankungen gehört die Arteriosklerose der Herzkranzgefäße. Sie wird koronare Herzkrankheit genannt. In etwa die Hälfte der Patienten, welche an einer Herz-Kreislauf-Erkrankung sterben, sterben an der Folge einer koronaren Herzkrankheit und dabei ist der Herzinfarkt die häufigste Todesursache. Ein Herzinfarkt liegt dann vor, wenn eines oder mehrere Herzkranzgefäße vollkommen verschlossen sind. Dadurch wird der Teil des Herzmuskels, welcher durch diese Arterie versorgt wird nicht mehr mit genug Sauerstoff und Nährstoffen versorgt. Dies kann sollte dies über Stunden geschehen zu einer unwiderruflichen Schädigung führen. Die Folge daraus sind Atemnot, starke Schmerzen und Todesangst.[21] „Ist der betroffene Teil des Herzmuskels groß oder liegt er in einem für die Pumpaktion des Herzens wichtigen Bereich, kann es zur Herzschwäche (verringerte Pumpleistung des Herzens) oder zu Rhythmusstörungen kommen. Beide können zum Herzstillstand und damit zum Tod führen.“[22]

2.4.2 Übergewicht und Adipositas

Übergewicht und Adipositas entstehen durch eine positive Energiebilanz. Diese entsteht durch ein Missverhältnis zwischen der Energieaufnahme und dem Energieverbrauch. Welches Gewicht als übergewichtig bzw. adipös gilt hat sich

---

[15] Vgl. Rabast, U.: 2018, S. 50
[16] Vgl. Westphal, F./ Warnke, S./Kayser, R.: 2019
[17] Vgl. Rabast, U.: 2018, S. 50
[18] Vgl. Frey, H.: 2015
[19] Vögele, C.: 2015, S. 140
[20] Vgl. Vögele, C.: 2015, S. 140
[21] Vgl. Vögele, C.: 2015, S. 140f
[22] Vögele, C.: 2015, S. 141

im Laufe der Zeit immer wieder verändert. Ebenso die Berechnung dessen. Eine Möglichkeit, dies festzustellen ist der BMI. Dieser wird berechnet indem das Gewicht durch die Größe im Quadrat geteilt wird. Beispielsweise: 68 : 1,7^2 = 23,5. Aktuell gilt ein BMI, welcher höher ist als 25 als übergewichtig, ab einem Wert von 30,0 bis 34,9 als Adipositas Grad 1 (moderate Adipositas), bei einem Wert zwischen 35,0 und 39,9 als Adipositas Grad 2 (starke Adipositas) und bei einem Wert über 40 als Adipositas Grad III (extreme Adipositas). Die Gefahr an Übergewicht oder Adipositas zu leiden, wird durch den Bewegungsmangel verstärkt und umgekehrt.[23] Deshalb ist das Übergewicht beziehungsweise Adipositas ein Gesundheitsrisiko, welches durch den Bewegungsmangel verstärkt wird.

2.4.3 Muskel-Skelett-Erkrankungen

Muskel-Skelett-Erkrankungen gehören zu den in Deutschland am häufigsten auftretenden Krankheitsbildern. Beispiele sind die muskuläre Degeneration, Schmerzen im unteren Rücken.[24] Aufgrund der immer zunehmenden Arbeitsplätze, welche sitzende Tätigkeiten inkludieren nehmen sie immer weiter zu.[25] Da es wichtig ist bei der muskulären Beanspruchung stets eine bestimmte Reizschwelle zu überschreiten, um die funktionelle Kapazität der Muskeln aufrecht zu erhalten ist die Folge bei Bewegungsmangel und zu wenig beanspruchter Muskelkraft die Herabsenkung der Kapazität der Muskeln was ebenfalls zu Problemen im Muskel-Skelett Bereich führen kann.[26] Es kann außerdem zu einem Abbau des Muskelgewebes der sogenannten Atrophie führen.[27] Bewegungsmangel ist einer der häufigsten Ursachen für Muskel-Skelett-Erkrankungen.[28]

---

[23] *Vgl. Goebel, R./Schulz, M.: 2006*
[24] *Vgl. Daimler BKK: 2022*
[25] *Vgl. Wessinghage, T./ Morsch, A.: 2013*
[26] *Vgl. Hollmann, W./Strüder, H. K.: 2009*
[27] *Vgl. Sinn, P.: 2012*
[28] *Vgl. Daimler BKK: 2022*

2.4.4 Mortalität

Die Mortalität ist ein Sterblichkeitsmaß bezogen auf eine bestimmte Krankheit. Es beschreibt, wie viele Menschen an einer bestimmten Krankheit in einem bestimmten Zeitraum verstorben sind. Dabei bezieht sie sich entweder auf die gesamte Bevölkerung oder auf eine bestimmte, zuvor festgelegte Gruppe.[29] Bewegungsmangel verursacht eine hohe Mortalität. Menschen, die viel sitzen und wenig Bewegung haben, haben ein signifikant erhöhtes Risiko früher zu sterben. Laut einer Mitteilung des WHO aus dem Jahr 2015 sterben jährlich Millionen Menschen unnötigerweise aufgrund von Zivilisationskrankheiten. Diese hinwiederum sind sehr häufig die Folge von Bewegungsmangel. Dies gilt für beispielsweise Koronarerkrankungen, Diabetes mellitus Typ 2 und Dickdarm- und Brustkrebs. Bewegungsmangel hat einen ebenso negativen Einfluss wie der Konsum von Tabak oder Übergewicht. Die Absterberate ist bei Unfitten um vieles höher.

2.4.5 Psyche

Der Bewegungsmangel wirkt sich nicht nur auf die physische Gesundheit aus sondern ebenfalls auf die psychische.[30] Durch Bewegungsmangel können Depressionen gefördert werden, da die bewegungsbedingte Freisetzung von Neurotransmittern wie etwa Serotonin, Noradrenalin und Dopamin wegfällt, welche ein ausgleichender Faktor darstellen könnte. Des Weiteren kommt es durch den Bewegungsmangel nicht zu dem Stressabbau, welcher durch Bewegung stattfinden kann. Was hinwiederum zu Angstzuständen und Depressionen führen kann.[31] Ebenfalls negativ wirkt sich der Bewegungsmangel auf den Punkt aus, dass das Gehirn durch Bewegung leistungsstärker wird, da bereits durch einen Spaziergang die Hirnareale besser durchblutet werden.[32] Außerdem wächst durch Sport das Hirnareal des Hypocampus. Dieser ist für das Erinnern und die Merkleistung des Menschen zuständig.[33] Dieser Vorteil geht den

---

[29] Vgl. Bundesministerium für Soziales, Gesundheit, Pflege und Konsumentenschutz
[30] Vgl. Hollersen, W.: 2015
[31] Vgl. Dopp, C.: 2017
[32] Vgl. Hollmann, W./Strüder, H. K.: 2009
[33] Vgl. Jakob, N.: 2017

Menschen bei Bewegungsmangel verloren. Zusammenfassend kann somit gesagt werden, dass Bewegungsmangel sich auf den psychischen Zustand des Menschen ebenfalls negativ auswirkt.

2.5 Feststellung des Bewegungsmangels

Wie durch die vorangehenden Unterkapitel (siehe 2.1 bis 2.4.5) dargelegt wurde ist Bewegungsmangel eine ernstzunehmende Tatsache, welche Folge der Arbeitsweise in Industrienationen ist. Damit dem entgegengewirkt werden kann ist es zunächst wichtig Instrumente zur Feststellung des Bewegungsmangels zu haben. Hier bieten sich zum einen der Global Physical Activity Questionnaire, kurz GPAQ[34] und zum anderen der Akzelerometer (Beschleunigungssensor)[35] an.

2.5.1 Global Physical Activity Questionnaire (GPAQ)

Der GPAQ ist ein Fragebogen, welcher Fragen bezüglich der körperlichen Aktivität beinhaltet. Er wird in Form eines Interviews durch einen geschulten Interviewer durchgeführt. Die befragte Person soll Angaben darüber machen, wie viel Zeit sie in einer normalen Woche mit verschiedenen körperlichen Aktivitäten verbringt. Im Fragebogen wird beim ersten Bereich, auf den im späteren Textverlauf genauer eingegangen werden soll, betont, dass die befragte Person alle Aufgaben miteinbeziehen soll, welche sie erledigen muss, egal ob unbezahlte oder bezahlte Arbeit, Aufgaben im Haushalt, ernten und ähnlichem. Außerdem wird definiert, was unter „intensiver körperlicher Aktivität" und „moderater körperlicher Aktivität" verstanden wird. „Intensive körperliche Aktivität" beschreibt die Aktivitäten, welche große Anstrengungen erfordern und den Puls und die Atmung stark ansteigen lassen. „Moderate körperliche Aktivität" sind hingegen Aktivitäten, welche eine moderate Anstrengung erfordern und den Puls und die Atmung nur leicht ansteigen lassen. Es gibt die Bereiche

---

[34] Vgl. WHO
[35] Vgl. Fink, B.: 2020

„Körperliche Aktivität bei der Arbeit", „Fortbewegung von Ort zu Ort", „körperliche Aktivität in der Freizeit" und „Sitzen". Die Fragen sind mit P(...) codiert. Die Bereiche „körperliche Aktivität bei der Arbeit" und „Sitzen" sind für den Inhalt der vorliegenden Arbeit besonders entscheidend, weshalb auf die Bereiche genauer eingegangen wird. Der Bereich „körperliche Aktivität bei der Arbeit" beinhaltet sechs Fragen. Je nachdem, welche Antwortmöglichkeit man wählt wird man von Frage zu Frage geführt.[36] Beantwortet die befragte Person die erste Frage „Beinhaltet Ihre Arbeit intensiv körperliche Aktivität, bei der Atmung und Puls stark zunehmen, wie [schwere Lasten tragen oder heben, graben oder Bauarbeiten] mit einer Dauer von mindestens zehn Minuten?"[37] mit „ja" folgt als nächstes die Frage zwei, welche lautet: „An wie vielen Tagen in einer gewöhnlichen Woche betätigen Sie sich bei der Arbeit körperlich intensiv?"[38] Diese Frage ist mit einer konkreten Angabe von Tagen in einer dafür vorgesehenen Lücke zu beantworten. Nach demselben Prinzip erfolgt Frage 3. „Wie viel Zeit verbringen Sie an einem gewöhnlichen Tag bei der Arbeit mit intensiver körperlicher Aktivität?"[39] Hier sind lediglich, statt der Anzahl der Tage die Anzahl der Stunden und Minuten anzugeben. Frage 4 wird beantwortet egal, ob bei Frage 1 die Antwort „ja" oder „nein" lautet. „Beinhaltet Ihre Arbeit moderate körperliche Aktivität, bei der Atmung und Puls leicht zunehmen, wie flottes Gehen [oder Tragen leichter Lasten] mit einer Dauer von mindestens zehn Minuten?"[40] Diese Frage folgt an zweiter Stelle, falls Frage 1 mit „nein" beantwortet wurde. Hier gilt dasselbe Prinzip. Bei Beantwortung der Frage mit „Ja" folgt Frage 5 ansonsten wird der Befragte direkt in die nächste Kategorie und Frage 7 weitergeführt. Wurde mit „ja" geantwortet folgen Frage 5 „An wie vielen Tagen in einer gewöhnlichen Woche führen Sie bei der Arbeit moderate körperliche Aktivität aus?"[41], welche mit der Anzahl der Tage beantwortet wird und Frage 6 „Wie viel Zeit verbringen Sie an einem gewöhnlichen Tag bei der Arbeit mit moderater körperlicher Aktivität?"[42], welche mit der Anzahl der Stunden und Minuten beantwortet wird. Der Bereich „Sitzen" wird im GPAQ ebenfalls

---

[36] Vgl. WHO
[37] WHO
[38] WHO
[39] WHO
[40] WHO
[41] WHO
[42] WHO

abgefragt, da dieser ein Teil des Bewegungsmangels darstellt ist er ebenfalls wichtig. Hier lautet die Frage „Wie viel Zeit verbringen Sie an einem gewöhnlichen Tag mit Sitzen oder Ruhen?"[43] Es erfolgt eine Angabe in Stunden und Minuten. Bei diesem Punkt ist jedoch zu beachten, dass die hier angegebene Zeit, welche die Person im Sitzen verbringt, sich nicht nur auf die Arbeitszeit bezieht, weshalb dies, wenn man dies explizit herausfinden möchte hinzufügen sollte. Dafür kann, um das Ergebnis nicht zu verfälschen ein extra Fragebogen hinzugefügt werden. Sind alle Fragen beantwortet wird anhand der Codes ein Ergebnis festgestellt, wie körperlich aktiv die befragte Person ist.[44]

2.5.2 Akzelerometer (Beschleunigungssensor)

Durch die Zunahme der Wichtigkeit habitueller körperlicher Aktivität[45] ist es in Unternehmen üblich Mitarbeitern die Möglichkeit zur Verfügung zu stellen die eigene Bewegung zu überwachen. Zum einen gibt es hierfür die Möglichkeit den Mitarbeitern Schrittzählern anzubieten. Diese messen jedoch häufig ungenau und haben keine Möglichkeit Bewegungsformen, wie beispielsweise schwimmen, Radfahren oder ähnliches festzuhalten.[46] Deshalb wurde die Möglichkeit durch die Verwendung von Akzelerometern ergänzt. Ein Akzelerometer ist ein Sensor, der die Beschleunigung eines Körpers misst.[47] Dieser kann keine Differenzierung zwischen den einzelnen Bewegungsformen wahrnehmen misst jedoch präzise die Dauer und Intensität der Bewegung. Dabei findet eine Aufzeichnung der Beschleunigung von Körpersegmenten, wie Hüfte oder Handgelenk zum Einsatz. Meistens kommt es jedoch aufgrund der größeren Korrelation mit der habituellen körperlichen Aktivität, an der Hüfte zum Einsatz. Für die Anwendung an Fuß- oder Handgelenk hingegen würde die höhere Compliance und lückenlosere Aufzeichnung sprechen. Dies gilt besonders für die wasserdichten Geräte.[48] Dieser Vorgang dient der Erfassung von körperlicher Aktivität und sedentären Verhaltens. Außerdem ist es damit möglich im Feld den aktivitätsinduzierten

---

[43] WHO
[44] Vgl. WHO
[45] Vgl. Ilmarinen, J., Knauth, P., Rutenfranz, J. et al.: 1980, S. 15ff
[46] Vgl. Müller et al.: 2010, S. 13
[47] Fink, B.: 2020
[48] Vgl. Thiel C./ Gabrys L./Vogt L.: 2016, S. 45

Energieumsatz festzustellen.[49] „Für eine valide Erhebung werden Trageposition und -protokolle, Geräteeinstellungen, sowie Signalbereinigung und -analyse gemäß populationsspezifischer Validierungsstudien mit baugleichen Akzelerometern gewählt.“[50] Erfasst werden die Daten zumeist an 7 Tagen für je 8 – 10 Stunden. Dabei kommt die höchstmögliche Auflösung von 10 bis 100 Herz zum Einsatz.[51] „Aus den vorprozessierten, meist auf Epochen von 2-60s bezogenen gerätespezifischen counts per minute werden nach Ausschluss von Nichttragezeiten die interessierenden Endpunkte mit Hilfe von Cut-points und Regressionsmodellen berechnet.“[52] Zur Vorbereitung und Planung sind gute Kenntnisse in Akzelerometrie von Nöten. Außerdem kann es je nachdem bei wem gemessen werden soll zusätzliche Beachtung des körperlichen Gesundheitszustands und des Alters erfordern.[53] Für den Ablauf ist es wichtig während des ganzen Studienverlaufs dasselbe Gerät zu verwenden und falls möglich ebenfalls dasselbe Gerät bei pre-post Erhebungen zu nutzen. Außerdem müssen die saisonalen Einflüsse auf das Bewegungsverhalten berücksichtigt und dokumentiert werden. Beispiel hierfür wäre das Wetter und die Tageszeitlänge. So ist es wahrscheinlich, dass der Proband mehr Bewegung an Tagen hat, welche lang und sonnig sind, als an verregneten kurzen Tagen.[54] Außerdem muss bei der Dokumentation ebenfalls berücksichtigt werden, ob die Person schwere Gegenstände dabei getragen hat und wie die Bewegungsform ausgesehen hat. Aus diesen Daten kann dann im Anschluss unter Berücksichtigung des Alters und Gesundheitszustandes festgehalten werden, wie aktiv die beobachtete Person ist.[55]

---

[49] Vgl. Thiel C./ Gabrys L./Vogt L.: 2016, S. 44
[50] Thiel C./ Gabrys L./Vogt L.: 2016, S. 44
[51] Vgl. Thiel C./ Gabrys L./Vogt L.: 2016, S. 44
[52] Thiel C./ Gabrys L./Vogt L.: 2016, S. 44
[53] Vgl. Thiel C./ Gabrys L./Vogt L.: 2016, S. 44
[54] Vgl. Thiel C./ Gabrys L./Vogt L.: 2016, S. 45
[55] Vgl. Thiel C./ Gabrys L./Vogt L.: 2016, S. 46

3 Möglichkeiten zur Risikoreduzierung – Anwendungsteil

3.1 Allgemeines

Zur Reduzierung der Risiken, welche aufgrund von Bewegungsmangel auftreten ist es wichtig, dass die Arbeitnehmer und Arbeitgeber Wissen besitzen, wie Bewegungsmangel und dessen Folgen bei den Arbeitnehmern festgestellt werden kann und was dagegen von Seiten der Arbeitgeber und der Arbeitnehmer getan werden kann.[56] Damit dies erreicht wird gibt es die Möglichkeit die Arbeitnehmer und die Arbeitgeber zu schulen. Zunächst ist es wichtig, dass es sowohl den Arbeitnehmern als auch den Arbeitgebern bewusst wird, welchen Einfluss Bewegungsmangel auf das Wohlbefinden und die Gesundheit der Menschen haben kann. Indirekt hat es zudem gravierende Auswirkungen auf die Produktivität und die Einnahmen der Firma. Insbesondere bei IT-Firmen, in denen viel Zeit am Computer verbracht wird sollte darauf gesondert geachtet werden, dass die Mitarbeiter Pausen zur Bewegung nutzen. Durch Bewegungsmangel steigert sich die Gefahr für viele Krankheiten (siehe 2.4), wodurch der Arbeitnehmer Krankheitstage anhäuft, was hinwiederum dem Unternehmen finanziell schadet. Somit ist es ebenfalls im Interesse des Arbeitgebers ein gutes betriebliches Gesundheitsmanagement[57], kurz BGM zu haben. Die möglichen Maßnahmen lassen sich aufgliedern in verhaltenspräventive Maßnahmen und verhältnispräventive Maßnahmen. Zu den im BGM organisierten Maßnahmen kommen zusätzlich individuelle Maßnahmen. Dies bedeutet, dass jeder Arbeitnehmer selbst Maßnahmen kennen sollte, mit denen er Bewegungsmangel und dessen Folgen bei sich selbst feststellen und diese ausgleichen kann.[58]

---

[56] *Vgl. Tran, M.: 2021*
[57] *Vgl. Badura, B./Steinke, M.: 2009*
[58] *Vgl. Garay, S./Kossatz, N./Lux, K./Sulmann, D.:2021*

3.2 Betriebliches Gesundheitsmanagement (BGM) Maßnahmen

3.2.1 Verhaltenspräventive Maßnahmen

„Verhaltensprävention bzw. Individualprävention setzt direkt an den Menschen an, um deren gesundheitsbezogenes Verhalten zu beeinflussen."[59] Die Verhaltensprävention geht davon aus, dass jeder Mensch selbst durch gewisses Verhalten dafür Sorge tragen kann, dass er nicht unter Krankheiten und Stress leidet.[60] Hierbei geht es explizit um einen Menschen und dessen Verhalten bei und im Zusammenhang mit der Arbeit.[61] Die Maßnahmen sollen durch eine geeignete Präventionstechnik an die Mitarbeiter selbst vermittelt werden.[62] Insbesondere geht es darum zu verhindern, dass der Mensch gesundheitsschädliches Verhalten, wie Rauchen, riskanten Alkoholkonsum oder Bewegungsmangel zeigt. Außerdem soll gesundheitsförderndes Verhalten, wie gesunde Ernährung, Bewegung gefördert und Wissen geschaffen werden, welches dies unterstützt. Verhaltenspräventive Maßnahmen sind die häufigste Form der Gesundheitsprävention bei der Arbeit, da sie auf den ersten Blick kostengünstiger und leichter umsetzbar erscheinen. Außerdem hat der Arbeitgeber so den Eindruck etwas für die Gesundheit seiner Mitarbeiter unternommen zu haben, ohne die Verantwortung bei sich zu behalten. Diese Form überlässt die Verantwortung den Beschäftigten selbst. Zudem können mögliche Ursachen in der Firma ausgespart werden und müssen nicht verändert werden.[63] „Ein Problem der einseitig verhaltenspräventiven Maßnahmen ist, dass sie kompensatorisch ausgerichtet sind, wenn gesundheitsrelevante betriebliche Schwachstellen weiter bestehen."[64] Beispiele für diese Form der Maßnahmen zur Vermittlung von Bewältigungstechniken zur Verhaltensänderung[65] sind Bewegungsprogramme, Entspannungs- und Fitnesstraining und Aufklärung über die Ernährung.[66] In diesem speziellen Fall sind vor allem die

---

[59] *GKV-Bündnis für Gesundheit: 2022*
[60] *Vgl. Gesundheitsmanagement Kenline: 2022*
[61] *Vgl. Wolters Kluwer Deutschland GmbH: 2022*
[62] *Vgl. Gesundheitsmanagement Kenline: 2022*
[63] *Vgl. Gesundheitsmanagement Kenline: 2022*
[64] *Gesundheitsmanagement Kenline: 2022*
[65] *Vgl. Wolters Kluwer Deutschland GmbH: 2022*
[66] *Vgl. Tolks, D./Lampert, C./Dadaczynski, K. et al.: 2020*

Bewegungsprogramme von Bedeutung, da dem Bewegungsmangel entgegengewirkt werden soll. Möglichkeiten zur Umsetzung, welche gleichzeitig die Attraktivität des Arbeitgebers steigern sind Betriebssport, Mitarbeitersportfeste, Bewegungspausen am Arbeitsplatz, Kooperationen mit Fitnessstudios, Integration in Trainings- und Bildungsmaßnahmen der Personalentwicklung, Kooperationen mit Sportvereinen, Informationen zur körperlichen Aktivität anzubieten, Rückenschulen[67] und Hinweisschilder zur Bewegung.[68] Außerdem besteht die Möglichkeit mit dem Rad oder zu Fuß zur Arbeit zu gehen.[69]

3.2.1.1 Betriebssport

Es gibt in Deutschland einen Betriebssport Verband, welcher drei Vorteile für den Betriebssport angibt. Erstens fördert er die Kommunikation untereinander, zweitens wird die Identifikation mit dem Unternehmen gestärkt und drittens steigert sich die Popularität des Arbeitgebers durch öffentliches Auftreten. Ist ein Unternehmen für sportliche Aktivitäten bekannt gilt es als modern, mitarbeiterfreundlich und fit. In den meisten Betrieben wird der Sport eher vernachlässigt. Durch gezielte Aktivitäten kann er jedoch reaktiviert werden. Er wirkt ausgleichend bei reiner Büroarbeit und dient der Gesundheitsförderung im kollegialen Umfeld.[70]

3.2.1.2 Mitarbeitersportfeste

Mitarbeitersportfeste sind aktive und attraktive Alternativen zu Betriebsausflügen. Vor allem die Motivation der inaktiven Mitarbeiter macht sie attraktiv für die Gesundheitsförderung. Sie geben einen Anstoß dazu, dass die Mitarbeiter mit ihren Kollegen öfters aktiv sind und sich körperlich betätigen.[71]

---

[67] *Vgl. Gesundheitsmanagement Kenline: 2022*
[68] *Vgl. Europäische Kommission: 2008*
[69] *Vgl Dühmke, R.: 2020*
[70] *Vgl. Gesundheitsmanagement Kenline: 2022*
[71] *Vgl. Gesundheitsmanagement Kenline: 2022*

3.2.1.3 Bewegungspausen am Arbeitsplatz

Bewegungspausen am Arbeitsplatz sind für alle Mitarbeiter sehr sinnvoll. Hierbei wird nicht unterschieden, ob der Mitarbeiter sitzt oder steht. Gezielte Übungen können zur Konzentrations- und Entspannungsförderung genutzt werden. Durch die Tatsache, dass sie weder großen Aufwand noch viel Zeit benötigen sind sie eine gute Möglichkeit zur Gesundheitsförderung. Durch sie kann der Mitarbeiter kurz abschalten, sich vom stressigen Arbeitsalltag eine Pause gönnen und im Anschluss konzentriert weiterarbeiten.[72]

3.2.1.4 Individuelle Beratung/spezifische Verhaltenstrainings

Es besteht die Möglichkeit Mitarbeiter individuell zu beraten, was sie zur Vermeidung von Bewegungsmangel tun können. Außerdem können Verhaltenstrainings angeboten werden, bei denen sie lernen die Bewegung in ihren Alltag zu integrieren. Hierfür können beispielsweise Gesundheitstage vom Unternehmen angeboten werden.[73]

3.2.1.5 Integration in Trainings- und Bildungsmaßnahmen der Personalentwicklung

Bei Seminaren, welche zumeist in sitzender Position mit wenigen Pausen stattfinden ist es sinnvoll bewegte Zeiten einzubauen. So ist es möglich eine kleine Runde gemeinsam zu joggen oder sich zumindest spazierend zu bewegen. Durch die Bewegung, vor allem an der frischen Luft, wird die Konzentration gesteigert und der neue Stoff besser aufgenommen und behalten.[74]

---

[72] Vgl. Gesundheitsmanagement Kenline: 2022
[73] Vgl. Europäische Kommission: 2008
[74] Vgl. Gesundheitsmanagement Kenline: 2022

3.2.1.6 Finanzielle Anreize

Die Firma könnte einen Wettbewerb ausrufen, wer durch die Fitnessarmbänder getrackt die meisten Schritte einer zuvor festgelegten Zeit erreicht. Diese Person bekommt einen Preis.[75]

3.2.1.7 Informationen zur körperlichen Aktivität

Durch die im Unternehmen vorhandenen Informationsmöglichkeiten, wie das Intranet oder einer Firmenzeitschrift kann dafür gesorgt werden, dass die Mitarbeiter bezüglich der Gesundheitsförderung und Bewegung informiert sind. Hierfür kann es regelmäßige Beiträge inklusive Tipps zur Umsetzung in ihnen geben. Eine Fitnesskollumne beispielsweise.[76]

3.2.1.8 Rückenschulen

Insbesondere bei Berufen, in denen viel am Schreibtisch gesessen wird, aber auch bei Berufen in denen schweres gehoben wird oder auch dem Beruf der Erzieherin wird vor allem der Rücken oftmals stark belastet und geschädigt, deshalb ist es wichtig Übungen zur Hand zu haben, welche den Rücken stärken oder entlasten. Hierfür gibt es sogenannte Rückenschulen. „Darin werden Übungen zur Verbesserung der körperlichen Leistungsfähigkeit und Beweglichkeit mit einbezogen und es werden adäquate Ausgleichsbewegungen zur Kompensation ungünstiger Bewegungen am Arbeitsplatz vorgestellt und eingeübt."[77]

---

[75] Vgl. Europäische Kommission: 2008
[76] Vgl. Gesundheitsmanagement Kenline: 2022
[77] Gesundheitsmanagement Kenline: 2022

3.2.1.9 Motivierende Hinweisschilder (z.B. zur Treppennutzung, Liftfreier Tag)

Im ganzen Gebäude der Firma werden motivierende Hinweisschilder zur Bewegung angebracht. Dadurch werden die Mitarbeiter immer wieder ermutigt die Treppe, anstatt dem Lift zu nehmen oder ähnliches.[78]

3.2.2 Verhältnispräventive Maßnahmen

„Verhältnisprävention verfolgt das Ziel, über die Gestaltung der sozialen, ökologischen, ökonomischen und kulturellen Lebens-, Arbeits- und Umweltbedingungen einen positiven Einfluss auf die Gesundheit zu nehmen […].“[79] Durch die Verhältnisprävention findet eine Anerkennung der Umstände, dass die menschliche Gesundheit und das gesundheitsförderliche Verhalten von Faktoren abhängen kann, welche die betroffenen Personen nicht selbst beeinflussen können. Auf Grund dieser Tatsache setzen die verhältnispräventiven Maßnahmen an den vorhandenen Rahmenbedingungen an.[80] „Beispiele sind gesetzliche Regelungen wie das Rauchverbot oder das Präventionsgesetz, städtebauliche Maßnahmen zur Bewegungsförderung oder auch Maßnahmen der Organisationsentwicklung beispielsweise in Kitas, Schulen oder Betrieben […].“[81] Für die vorliegende Arbeit ist vor allem der Punkt „städtebauliche Maßnahmen zur Bewegungsförderung" von Interesse. Dieser kann auf die Möglichkeiten, welche ein Arbeitgeber zur Gesundheitsförderung bezüglich des Bewegungsmangels hat, angepasst werden. Außerdem wird bei den Verhältnispräventiven Maßnahmen am Arbeitsplatz die Gestaltung des Arbeitsplatzes, die Arbeitsaufgaben und die Arbeitsorganisation genauer betrachtet. Diese Form der Maßnahmen ist die effektivere, aber auch aufwändigere der Methoden, da sie an den Wurzeln der gesundheitsrelevanten Probleme ansetzt. Durch diese Tatsache sind sie nachhaltiger als die verhaltenspräventiven Maßnahmen. Konkrete Möglichkeiten, welche der Arbeitgeber hat, um verhältnispräventive Maßnahmen umzusetzen sind das Bereitstellen von ergonomischen Bürostühlen, höhenverstellbaren

---

[78] Vgl. Europäische Kommission: 2008
[79] GKV-Bündnis für Gesundheit: 2022
[80] Vgl. GKV-Bündnis für Gesundheit: 2022
[81] GKV-Bündnis für Gesundheit: 2022

Schreibtischen, Kooperationen mit Sportvereinen, Kooperationen mit Fitnessstudios, Vorhandensein von Duschen, Fahrradständern und Schließfächern.[82]

3.2.2.1 Bereitstellen von ergonomischen Bürostühlen

Der falsche Bürostuhl kann bei Jobs, welche im Sitzen ausgeübt werden zu Rückenproblemen führen. Das hinwiederum kann dazu führen, dass die Mitarbeiter tagelang bis wochenlang ausfallen. Somit ist es sowohl aus Arbeitnehmer- als auch aus Arbeitgebersicht sinnvoll, wenn der Arbeitgeber ergonomische Bürostühle zur Verfügung stellt. Dabei sollte das Hauptaugenmerk auf den Punkten Höhenverstellbarkeit, Sitzfläche (Neigung, Tiefe), Position der Armlehnen und der Rückenlehne liegen. Die Rückenlehne sollte eine Stützfunktion der Wirbelsäule aufweisen.[83]

3.2.2.2 Bereitstellen von höhenverstellbaren Schreibtischen

Ergänzend zum ergonomischen Bürostuhl ist es wichtig, dass der Arbeitnehmer einen höhenverstellbaren Schreibtisch gestellt bekommt.[84] „Eine pauschale Formel für die richtige Schreibtischhöhe gibt es nicht, da jeder Mensch anders gebaut ist und es nicht nur auf die Körpergröße, sondern auch auf die verschiedenen Längen von Beinen und Rumpf ankommt."[85] Somit ist es wichtig, dass jeder Mitarbeiter sich seinen Schreibtisch an die eigenen Bedürfnisse und seine eigene Sitzhöhe anpassen kann. Dadurch können gesundheitliche Probleme verhindert werden. Außerdem besteht dadurch die Möglichkeit die Arbeit zwischendurch im Stehen zu verrichten, was ebenfalls Krankheiten und Überbelastungen vorbeugt.[86]

---

[82] Vgl. www.bgm-bkk.de: 2020
[83] Vgl. Dühmke, R.: 2020
[84] Vgl. Dühmke, R.: 2020
[85] Dühmke, R.: 2020
[86] Vgl. Dühmke, R.: 2020

3.2.2.3 Kooperationen mit Sportvereinen

Einige größere Unternehmen betreiben eigene Sportvereine. Eine Tatsache, welche die Attraktivität dessen aufzeigt. Aber auch für kleinere Unternehmen bietet es sich an Kooperationen mit den örtlichen Sportvereinen einzugehen, da die Mitarbeiter dort mit ihren Familien den Sport betreiben können, welcher ihnen gefällt. So wird die Bewegung und damit indirekt die Gesundheit gefördert.[87]

3.2.2.4 Kooperationen mit Fitnessstudios

Die Kooperation mit Fitnessstudios ist bei den Arbeitnehmern und Arbeitgebern sehr beliebt. Da die Arbeitnehmer von vergünstigten Beiträgen und die Arbeitgeber von gesteigerter Attraktivität ihrer Firma und der Gesundheit ihrer Mitarbeiter profitieren. Die Mitarbeiter erhalten bei Vorlage ihres Dienstausweises einen Rabatt.[88]

3.2.2.5 Vorhandensein von Duschen, Fahrradständern und Schließfächern

Durch das Vorhandensein von Duschen, Fahrradständern und Schließfächern kann die Tatsache unterstützt werden, dass die Mitarbeiter mit dem Rad zur Arbeit kommen oder ihre Mittagspause nutzen, um sich sportlich zu betätigen.[89]

3.3 Individuelle Maßnahmen

Jeder Arbeitnehmer hat zusätzlich die Möglichkeit individuelle Maßnahmen zur Entgegenwirkung zum Bewegungsmangel auszuführen. Beispielsweise kann er Krafttraining betreiben. Das Krafttraining kann Körperschwäche abmildern und degenerative Prozesse verlangsamen. Dies ist somit ein Idealer Ausgleich zur dauerhaft sitzenden Tätigkeit im Büro.[90] Die zweite Möglichkeit stellt das

---

[87] *Vgl. Gesundheitsmanagement Kenline: 2022*
[88] *Vgl. Urban Sports GmbH: 2020*
[89] *Vgl. Leitfaden Prävention: 2015*
[90] *Vgl. Academy of sports GmbH: 2022*

Ausdauertraining dar. Das Ausdauertraining steigert das Durchhaltevermögen und die längere Aufrechterhaltung von Energie beim Trainierenden. Es wirkt sich positiv auf die langsamere Ermüdung und die Regenerationsfähigkeit aus.[91]

4 Fazit

Die Arbeit zeigt auf, dass der Bewegungsmangel aufgrund der sich änderten Arbeitswelt zunimmt (siehe 2.3). Die Möglichkeiten der Arbeitnehmer und Arbeitgeber diesem entgegenzuwirken aber vorhanden sind. (siehe 3) Den Arbeitgebern muss bewusst sein, dass es für sie ebenfalls von Bedeutung ist auf die Gesundheit ihrer Mitarbeiter zu achten, da diese sonst krankheitsbedingt fehlen und nur Kosten aber keinen Nutzen einbringen in dieser Zeit. Die Arbeitnehmer haben die Möglichkeit ihre Gesundheit durch viele Wege zu unterstützen. (siehe 3.2) Sie können bereits den Arbeitsweg, wenn möglich, zu Fuß oder mit dem Fahrrade zurücklegen. Im Büro durch abwechselndes Sitzen und Stehen und Einhalten von Bewegungspausen dem schädlichen Sitzverhalten entgegenwirken. Bemerken sie, dass ihr Rücken schmerzt, können sie eine Rückenschule besuchen und einen ergonomischen Stuhl und höhenverstellbaren Schreibtisch benutzen. Außerdem ist es sinnvoll, wenn sie nicht den Lift, sondern die Treppen benutzen, wenn sie sich im Gebäude bewegen. Zusammenfassend kann gesagt werden, dass dem Bewegungsmangel effektiv entgegengewirkt werden kann, wenn die Mitarbeiter lernen auf die Zeichen ihres Körpers zu hören und jede Möglichkeit, die ihnen der Arbeitgeber anbietet nutzt, um sich zu Bewegen oder nach der Arbeit an individuellen Trainings teilnehmen.

---

[91] *Vgl. Wenke, A./Busch, A./Antwerpes, F.: 2018*

Literaturverzeichnis

Academy of sports GmbH (2022). Krafttraining, https://www.academyofsports.de/de/lexikon/krafttraining/ , abgerufen am 23.02.2022

Badura, B./Steinke, M. (2009). Betriebliche Gesundheitspolitik in der Kernverwaltung von Kommunen Eine explorative Fallstudie zur aktuellen Situation, https://www.boeckler.de/pdf_fof/96676.pdf , abgerufen am 16.02.2022

bgm-bkk.de (2020). Bewegungsförderung am Arbeitsplatz, https://www.bgm-bkk.de/uploads/media/Bewegung_Faktenblatt.pdf , abgerufen am 22.02.2022

Bundesministerium für Soziales, Gesundheit, Pflege und Konsumentenschutz (2022). Mortalität, https://www.gesundheit.gv.at/lexikon/m/mortalitaet , abgerufen am 11.02.2022

Daimler BKK (2022). Muskel-Skelett-Erkrankungen Die beste Medizin ist Bewegung, https://www.daimler-bkk.com/gesundheit-und-leistungen/ruecken/muskel-skelett-erkrankungen , abgerufen am 11.02.2022

Deutsche gesetzliche Unfallschutzversicherung (2020). Sicherheit und Gesundheit bei der Arbeit, https://www.dguv.de/de/ihr_partner/unternehmen/arbeitssicherheit/index.jsp , abgerufen am 10.02.2022

Deutsches Grünes Kreuz (2001). Kinderstühle machen Erzieherinnen krank, https://www.kindergartenpaedagogik.de/fachartikel/ausbildung-studium-beruf/berufsbild-arbeitssituation/785 , abgerufen am 11.02.2022

Dopp, C.: Auswirkungen des Zivilisationsphänomens Bewegungsmangel bei Kindern/Jugendlichen und die daraus resultierenden Folgen für den Leistungssport in Deutschland. 1. Auflage. Mittweida 2017

Dühmke, R. (2020). Ausgleich zur Büroarbeit – Maßnahmen gegen langes Sitzen, https://www.arbeitstipps.de/ausgleich-zur-bueroarbeit-massnahmen-sitzen.html , abgerufen am 10.02.2022

Engeroff, T./Füzéki, E.: Sitzender Lebensstil und Gesundheit. In: Banzer, W. (Hrsg.). Körperliche Aktivität und Gesundheit: Präventive und therapeutische Ansätze der Bewegungs- und Sportmedizin. Berlin Heidelberg 2017

Europäische Kommission (2008): EU-Leitlinien für körperliche Aktivität. Empfohlene politische Maßnahmen zur Unterstützung gesundheitsfördernder körperlicher Betätigung, Brüssel Download PDF: http://ec.europa.eu/sport/library/policy_documents/eu-physical-activityguidelines-2008_de.pdf

Fink, B. (2020). Akzelerometer, https://flexikon.doccheck.com/de/Akzelerometer , abgerufen am 16.02.2022

Frey, H.: Gesund im Büro: Projekt: Gesund leben. 1. Auflage. Freiburg im Breisgau 2015

Garay, S./Kossatz, N./Lux, K./Sulmann, D. (2021). BEWEGUNG FÖRDERN Tipps gegen Bewegungsmangel, https://www.pflege-praevention.de/tipps/bewegungsmangel-pflegebeduerftige/ , abgerufen am 16.02.2022

Gesundheitsmanagement Kenline (2022). Konzepte und Maßnahmen zur Bewegungsförderung im Unternehmen, http://gesundheitsmanagement.kenline.de/html/konzepte_zur_bewegungsfoerd erung.htm , abgerufen am 22.02.2022

GKV-Bündnis für Gesundheit (2022). Verhaltensprävention, https://www.gkv-buendnis.de/glossar/?no_cache=1&filter=v&name=Verhaltenspr%C3%A4ventio n , abgerufen am 16.02.2022

Goebel, R./Schulz, M. (2006). Definition von Übergewicht und Adipositas: Bewertungskriterien im Wandel der Zeit, https://onlinelibrary.wiley.com/doi/abs/10.1002/pauz.200600192 , abgerufen am 11.02.2022

Hollersen, W. (2015). Wer viel herumsitzt, hat häufiger Angst, https://www.welt.de/gesundheit/psychologie/article142735783/Wer-viel-herumsitzt-hat-haeufiger-Angst.html , abgerufen am 11.02.2022

Hollmann, W./Stüder, H. K.: Sportmedizin: Grundlagen für körperliche Aktivität, Training und Präventivmedizin. 5. Auflage. Stuttgart 2009

Ilmarinen, J., Knauth, P., Rutenfranz, J. et al. Untersuchungen über unterschiedliche präventive effekte von habituellen körperlichen Aktivitäten in beruf bzw. freizeit. Int. Arch. Occup. Environ. Health 45, 15–33 (1980). https://doi.org/10.1007/BF00378093

inegvin – stock.adobe.com

Jakob, N. (2017). Lauf dich schlauer, https://www.wiwo.de/erfolg/neurowissenschaften-lauf-dich-schlauer/20272246.html , abgerufen am 11.02.2022

Juschkat, K. (2019). Ergonomisch arbeiten Acht Tipps für das perfekte ergonomische Sitzen, https://www.konstruktionspraxis.vogel.de/acht-tipps-fuer-das-perfekte-ergonomische-sitzen-a-677049/ , abgerufen am 11.02.2022

Leitfaden Prävention (2015) - Gemeinsame und einheitliche Handlungsfelder und -kriterien der Spitzenverbände der Krankenkassen zur Umsetzung von §§ 20 und 20 a vom 21. Juni 2000 in der Fassung vom 10. Dezember 2014Link: https://www.gkvspitzenverband.de/media/dokumente/presse/publikationen/Leitf aden_Praevention-2014_barrierefrei.pdf , abgerufen am 22.02.2022

Mehling, P. (2016). Bewegungsmangel, https://flexikon.doccheck.com/de/Bewegungsmangel#:~:text=1%20Definition,re duzieren%20und%20pathophysiologische%20Prozesse%20ausl%C3%B6sen. , abgerufen am 10.02.2022

Müller, C., Winter, C. & Rosenbaum, D. (2010). Aktuelle objektive Messverfahren zur Erfassung körperlicher Aktivität im Vergleich zu subjektiven Erhebungsmethoden. Deutsche Zeitschrift für Sportmedizin, 61 (1), 11-18., http://www.zeitschrift-sportmedizin.de/fileadmin/content/archiv2010/heft01/11_uebersicht_mueller.pdf , abgerufen am 16.02.2022

Rabast, U.: Gesunde Ernährung, gesunder Lebensstil Was schadet uns, was tut uns gut?. 2., neu bearbeitete Auflage. Berlin 2018

Sinn, P. (2012). Atrophie , https://eliph.klinikum.uni-heidelberg.de/texte_a/12/12-atrophie , abgerufen am 16.02.2022

Thiel C, Gabrys L, Vogt L. Registrierung körperlicher Aktivität mit tragbaren Akzelerometern. Dtsch Z Sportmed. 2016; 67: 44-48.

Tolks, D., Lampert, C., Dadaczynski, K. et al. Spielerische Ansätze in Prävention und Gesundheitsförderung: Serious Games und Gamification. Bundesgesundheitsbl 63, 698–707 (2020). https://doi.org/10.1007/s00103-020-03156-1

Tran, M. (2021). Fit im Büro: 18 einfache Gewohnheiten für mehr Bewegung am Arbeitsplatz, https://www.ergotopia.de/blog/mehr-bewegung-am-arbeitsplatz , abgerufen am 16.02.2022

Urban Sports GmbH (2020). 3 GRÜNDE FÜR FIRMENFITNESS, https://corporatebenefits.urbansportsclub.com/firmenfitness?--&utm_source=google&utm_medium=cpc&utm_campaign=DE-ALL-B2B-GA-PRS-S-NONBRAND-Firmenfitness-new&utm_content=114608054055&utm_term=firmenfitness%20kosten&wpsrc=GoogleAdWords&wpcid=8080820395&wpkwn=firmenfitness%20kosten&wpkmatch=b&wpcrid=516355189893&wpscid=114608054055&gclid=CjwKCAiAsNKQBhAPEiwAB-I5zUPDNuGMmU_0Uv9XNrhO-ZyczvBuTKX5cbp4pXmLLETUWeuQz5aUBBoC4nkQAvD_BwE , abgerufen am 22.02.2022

Vögele, C.: Herz-Kreislauf-Erkrankungen. In: Ehlert, U. (Hrsg.): Verhaltensmedizin. 2. Auflage. Berlin Heidelberg 2015

Wenke, A./Busch, A./Antwerpes, F. (2018). Ausdauertraining, https://flexikon.doccheck.com/de/Ausdauertraining , abgerufen am 23.02.2022

Wessinghage, T./ Morsch, A. "Muskel-Skelett-Erkrankungen: Bedeutung von Bewegungsmangel und sportlicher Aktivität" Public Health Forum, vol. 21, no. 2, 2013, pp. 21-22. https://doi.org/10.1016/j.phf.2013.03.020

Westphal, F., Warnke, S. & Kayser, R. Tiefenstabilisierendes System und rehabilitativer Therapieansatz bei segmentaler Instabilität der

Lendenwirbelsäule. Manuelle Medizin 57, 405–413 (2019).
https://doi.org/10.1007/s00337-019-00608-x

WHO: Global Physical Activity Questionnaire (GPAQ),
https://www.who.int/ncds/surveillance/steps/GPAQ_German.pdf , abgerufen am
11.02.2022

WHO: Global Physical Activity Questionnaire (GPAQ),
https://www.who.int/ncds/surveillance/steps/resources/GPAQ_Analysis_Guide.p
df , abgerufen am 11.02.2022

Wolters Kluwer Deutschland GmbH (2022). Verhaltensprävention,
https://www.arbeitssicherheit.de/service/lexikon/artikel/verhaltenspraevention.ht
ml#:~:text=Verhaltenspr%C3%A4vention%20betrifft%20diePr%C3%A4vention
%20im%20Hinblick,gesundheitsriskanter%20Verhaltensweisen%20und%20psy
chischer%20Belastungen. , abgerufen am 16.02.2022

BEI GRIN MACHT SICH IHR WISSEN BEZAHLT

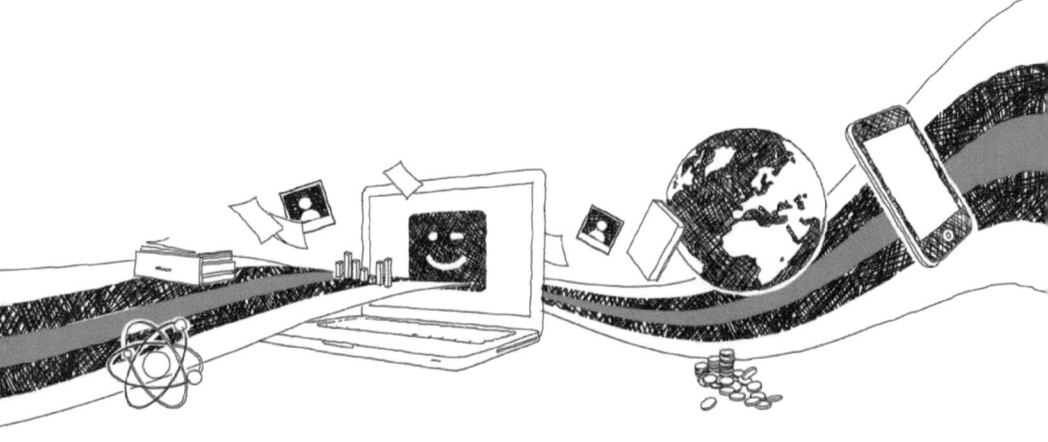

- Wir veröffentlichen Ihre Hausarbeit, Bachelor- und Masterarbeit

- Ihr eigenes eBook und Buch - weltweit in allen wichtigen Shops

- Verdienen Sie an jedem Verkauf

Jetzt bei www.GRIN.com hochladen und kostenlos publizieren

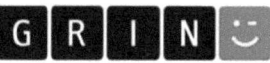